RECHERCHES
HISTORIQUES
SUR
L'ART DU DENTISTE
CHEZ LES ANCIENS;

PAR J. R. DUVAL,

Dentiste, Membre des ci-devant Collège et Académie de Chirurgie de Paris, et de plusieurs Sociétés savans.

A PARIS,

CHEZ { CROULLEBOIS, Libraire, rue des Mathurins, N.° 17;
MÉQUIGNON l'aîné, rue de l'École de Médecine, N.° 9;
GABON, place de l'École de Médecine.

De l'Imprimerie de MIGNERET, rue du Sépulcre, faubourg Saint-Germain, N.° 20.

(Novembre 1808.)

RECHERCHES
HISTORIQUES
SUR L'ART DU DENTISTE
CHEZ LES ANCIENS (1).

Les dents, comme toutes les parties du corps, sont exposées à diverses maladies; les anciens les ont connues; ils en ont étudié les causes, et cherché les moyens d'y remédier. Leur attention même ne s'est pas bornée au traitement de ces maladies; ils ont tâché de les prévenir par des soins particuliers; et la perte de ces organes, si essentiels à la santé, leur a paru pou-

(1) A la demande du célèbre *Louis*, pour qui tout ce qui avait trait à l'histoire de la chirurgie n'était pas seulement un objet de curiosité, mais un motif de plus pour comparer les procédés curatifs des anciens avec ceux des modernes, et en tirer des inductions utiles aux progrès de la science, j'avais consulté les écrivains qui pouvaient m'éclairer sur l'histoire de l'art du Dentiste; j'avais mis à contribution poëtes, orateurs, historiens et médecins: les notes que j'en avais extraites m'ayant fourni deux plans de travail différens, je resserrai dans les bornes d'un discours académique ces recherches dont je fis lecture à la séance publique de l'Académie Royale de Chirurgie de Paris, en 1791, et je réservai à une autre destination les conseils des poëtes anciens sur la conservation des dents, insérés dans le *Dentiste de la Jeunesse*.

voir être réparée. En présentant le tableau des connaissances des anciens sur cette partie de la chirurgie, je me suis particulièrement attaché à tracer avec précision ce qui semble nouveau dans l'ordre des temps : si on y trouve quelques observations modernes extraites des voyages, on voudra bien se rappeler le respect que les peuples les moins civilisés en apparence, ont toujours eu pour les usages antiques.

On trouve des vestiges de cet art chez les Grecs, les Hébreux et les Egyptiens ; mais l'époque des connaissances certaines remonte au temps d'*Hippocrate*.

Ce descendant d'*Esculape*, environ quatre cents ans avant l'ère chrétienne, faisait faire des progrès à toutes les parties de l'art de guérir. Aux connaissances qui lui avaient été transmises, il joignait celles de son expérience ; son œil attentif se fixait sur toutes les maladies, celles des dents ne pouvaient lui échapper. Comme il en suit le développement, de même il en observe les affections depuis l'instant où elles font effort pour sortir des alvéoles, jusqu'au terme de la vieillesse. Toujours le premier lorsqu'il s'agit de signaler quelque phénomène remarquable, il indique les sympathies qui existent entre l'appareil dentaire et la poitrine, ou le bas-ventre ; et l'influence des saisons lui paraît assez forte pour donner parfois un caractère épidémique aux douleurs de dents. Il attribuait cette affection aux humeurs qui se portent par fluxion sur cette partie, et pour la dissiper il prescrivait de mâcher certaines substances; si l'effet de ces mastications était insuffisant, le poivre seul, ou uni au castoréum, lui offrait une ressource. Ce moyen rappelle ici l'usage de quelques peuples de l'Asie, et sur-tout des Indiens, qui, au rapport de *Bontius* (1), mâchent continuellement de l'arecque et du bétel, usage que la nécessité a fait naître, et qui est devenu un objet de luxe (2).

Le cautère actuel est un des moyens que *Hippocrate* employait aussi contre l'odontalgie; mais il laisse à nos conjectures de résoudre si, à l'instar des Egyptiens, il appliquait le feu sur la dent même, ou sur les gencives, ou sur les tempes, ainsi qu'en fait mention *Prosper Alpin* (3); ou s'il en usait comme les Japonais qui, suivant *Ten-Rhyne* (4), cautérisent le trou du menton.

La nature des abcès des gencives n'a point été méconnue d'*Hippocrate*; il annonce qu'ils se terminent quelquefois par la chûte des dents cariées; il eût pu ajouter : et par leur extraction. Témoin des effets funestes de la putréfaction qui s'empare de quelque partie de la bouche, et de l'inefficacité de l'excision pour

(1) *De Medicinâ Indorum*, lib. 1, chap. 18.

(2) Dans *le Dentiste de la Jeunesse*, page 16, je signale l'abus qu'on fait quelquefois des masticatoires.

(3) *De Medicinâ Ægyptiorum*, lib. 3, chap. 12.

(4) *Diss. de arthritide et mantissa schematica de acupunctura.*

y remédier, il donne, dans le cinquième livre des Epidémies, la description de ces cas. On lui est aussi redevable de la première observation connue sur la nécrose de l'os maxillaire, elle est assez intéressante pour être rapportée. « A la suite des douleurs de dents que » ressentit le fils de Métrodore, il survint, » dit-il, aux gencives, une grande tuméfac- » tion; elles suppurèrent un peu, et une » portion de la mâchoire se détacha avec » les molaires qui y étaient implantées. » *Τω Μητροδωρου παιδι εξ οδοντος οδυνης σφακελισμος της γναθου. Καὶ ουλων υπερσαρκωσις, μετριως εξεπυησεν. Εξεπεσον οἱ τε γομφοι καὶ η σιαγων.* Lib. 5, *ad finem*. (1).

---

(1) Nous avons eu occasion dernièrement, M. *Boyer*, professeur à l'Ecole de Médecine, et moi, de voir un cas semblable chez une petite fille âgée de sept ans : elle avait eu en juillet 1807, une petite-vérole qui, par son mauvais caractère ou par complication, avait exigé l'application des vésicatoires aux jambes, et après avoir été obligée de garder le lit pendant plus de soixante jours, elle était dans un état de faiblesse extrême. Un abcès qui s'était formé sur l'os maxillaire supérieur du côté droit, paraît avoir été la terminaison de la maladie. D'abord on le considéra comme une fluxion, et on y fit peu d'attention : la maladie ayant cependant fait des progrès, quoique lents, à la vérité, ce qui tenait peut-être au dépérissement de l'enfant, nous ne fûmes consultés qu'au commencement de janvier dernier. A cette époque, la joue droite offrait une tumeur rénitente et indolente qui répondait au sinus maxillaire. En examinant l'intérieur de la bouche, on reconnut facilement qu'une portion de l'os maxillaire était frappée de nécrose; l'os était dénudé dans l'étendue d'un pouce, et même un peu mobile, et on y voyait aussi va-

Quoiqu'*Hippocrate* soit le premier qui parle positivement de l'extraction des dents, on peut croire cependant qu'elle avait été prati-

---

ciller, dans leurs alvéoles, les deux molaires de lait. Les gencives molles, fongueuses, n'offraient aucun point de suppuration, mais elles étaient ulcérées et grisâtres dans les endroits qui touchaient à l'os malade, et elles paraissaient être la source d'une odeur fétide que la bouche exhalait. Persuadés que la nature serait seule, dans ce cas, le médecin le plus certain, nous fûmes d'avis, M. *Boyer* et moi, d'attendre tout de ses bons offices, et nous nous bornâmes à la seconder, en cherchant à relever les forces affaiblies de l'enfant, par l'usage du syrop anti-scorbutique donné par intervalle hebdomadaire; et pour la bouche, les lotions ne consistèrent que dans une légère décoction de quinquina, avec addition de teinture de myrrhe. Alors nous avons vu cette petite fille recouvrer peu-à-peu ses forces, et le séquestre devenir plus mobile. Enfin, le bon air de la campagne, et beaucoup plus d'exercice depuis deux mois, ont mis cette enfant dans le cas de renouveler ses incisives, et de voir, à la fin de juillet, une portion de l'os maxillaire supérieur céder au faible effort de sa petite main, et lui procurer, en se détachant complètement, une guérison aussi parfaite que subite.

Le fragment osseux qui s'est détaché, a près de quinze lignes en tout sens. Quoique presque carré, sa forme est irrégulière, en raison des aspérités qu'on observe du côté où a commencé la séparation. Ce fragment est la partie moyenne de l'arcade alvéolaire, dans laquelle étaient encore implantées, lors de sa chûte, les deux molaires de lait (une d'elles étant tombée depuis). Entre les racines de ces dents sont aussi emboîtées, dans leurs alvéoles, les couronnes des deux petites molaires de remplacement, dont l'ossification n'est pas encore complète.

quée avant lui. Un passage de *Cicéron* (1) semble indiquer que cette opération avait été inventée par *Esculape*, troisième du nom : mais sans chercher à vérifier un fait dont l'orateur Romain n'aurait point parlé sans quelque autorité, on trouve des traces de cette exérèse dans le culte qu'on rendait à Apollon. On voyait dans son temple à Delphes, un instrument pareil à un de ceux qui servent à l'extraction des dents. *Erasistrate*, à qui on doit la connaissance de ce monument de l'art, dit qu'il était de plomb, pour démontrer qu'il ne faut faire cette opération que sur les dents branlantes, et faciles à ôter sans effort ni douleur. La tradition n'en est parvenue à la postérité que long-temps après *Hippocrate*, puisque deux siècles se sont écoulés entre ces deux hommes célèbres.

Quoi qu'il en soit, *Hippocrate* n'était point partisan de l'extraction ; il ne la réputait nécessaire pour les dents douloureuses, que lorsqu'elles étaient cariées et vacillantes. Aussi disait-il que tout le monde pouvait employer les pinces destinées à cette opération, la manière de s'en servir étant simple et aisée.

Ce grand maître avait remarqué que les ulcères de la langue sont quelquefois produits

---

(1) *Tertius (Æsculapius), Arsippi et Arsinoæ filius, qui primus purgationem alvi dentisque evulsionem, ut ferunt, invenit.* De Naturâ Deorum, lib. 3, n.° 22.

et entretenus par les aspérités d'une dent. Attentif à la cause, aurait-il négligé d'y remédier ? C'est *Galien*, son commentateur, qui s'attribue l'invention de la lime.

Si les dents étaient ébranlées dans une fracture de la mâchoire inférieure, *Hippocrate* conseillait de les attacher aux voisines avec un fil d'or ou de soie ; c'est le seul cas qu'il indique de l'usage des fils, pour maintenir les dents en situation ; mais il est probable que ce moyen était déja assez souvent employé dans l'antiquité, pour être le sujet d'un amendement à l'article onzième de la loi des douze tables, ainsi exprimé : « Vous ne jetterez point » d'or sur le bûcher ; cependant vous pourrez » brûler le mort avec l'or qui lie ses dents, » sans manquer à la loi (1). » L'existence de ces lois dans la législation des Grecs, d'où les décemvirs les avaient empruntées, et l'époque de leur publication à Rome (2), antérieure au temps où vivait *Hippocrate*, semblent prouver que cette opération ne se bornait pas au cas de fracture.

De l'usage des fils d'or ou de soie a dû naître l'idée de remettre en situation, et de fixer, par le même procédé, une dent tombée, ou

---

(1) *Neve aurum addito : ast quoi auro denteis vincti erunt, im cum illo seperire urereve, sine fraude esto.* De Legib. XII tabularum, *Fr. Hottman*, p. 55. Commentaire sur la Loi des XII tables, par *Bouchaud*, p. 758.

(2) Environ 450 ans avant J. C.

de remplacer celle-ci par une dent artificielle. Quoique les fastes de l'art se taisent sur cette opération jusqu'au onzième siècle, où *Albucasis*, célèbre médecin arabe, en donne quelques détails, on ne doit cependant pas révoquer en doute son ancienneté. Les poëtes grecs et latins (1) en font mention comme d'une chose commune; et dans leurs épigrammes, par le ridicule mal fondé qu'ils jettent sur ceux qui y avaient recours, ils suppléent au silence des anciens médecins. Un de ces poëtes même, *Martial* (2), en apostrophant une vieille édentée à qui il manquait un œil, démontre que l'art du dentiste, sous ce rapport est plus avancé que l'art de l'oculiste. Alors on n'était point encore parvenu à fabriquer des yeux artificiels. Ce satyrique nous apprend aussi que l'os ou l'ivoire est la matière des dents factices (3). Enfin il décèle le secret de *Galla* (4), qui toutes les nuits avait soin d'ôter, comme ses habits, celles dont elle se parait le jour, dans l'intention sans doute de les conserver propres et blanches.

On lit dans *Bontius* (5), que les habitans de

---

(1) *Voyez* à ce sujet les conseils des poëtes anciens dans le *Dentiste de la Jeunesse*, p. 3, 11 et 12.

(2) *Dentibus atque comis, nec te pudet, uteris emptis;*
Quid facies oculo, Lælia? non emitur.
(Lib. XII, ep. XXIII.)

(3) Lib. I, ep. LXXIII.

(4) Lib. IX, ep. XXXVIII.

(5) *De Medicinâ Indorum*, loco citato.

Java, et de quelques contrées de l'Inde, qui perdent les dents dès leur jeunesse, les remplacent par d'autres qui sont d'or. Cette manière de remédier à la défectuosité que cause la perte d'une ou de plusieurs dents, n'est certainement pas nouvelle chez ces Indiens; elle tient trop à l'opinion qu'ils ont que les plus noires sont les plus belles, et à leur plaisir d'en relever l'éclat par des petites lames d'or qu'ils mettent avec adresse dans l'interstice dentaire, ainsi qu'en fait mention *Gemelli Carreri* (1).

Dans le long intervalle qui s'est écoulé entre *Hippocrate* et *Celse*, l'art du dentiste a fait peu de progrès, quoiqu'il y ait eu des hommes très-distingués en chirurgie. *Dioclès*, disciple du médecin de Cos, n'est connu que pour avoir donné son nom à un remède odontalgique dont *Galien* a conservé la formule. Si *Cœlius-Aurelianus* n'eût pas recueilli les fragmens d'*Erasistrate*, on ignorerait que ce dernier n'approuvait point l'extraction des dents; et la tradition du monument conservé dans le temple d'Apollon, à Delphes (ci-dessus, p. 8), loin d'être passée jusqu'à nous, serait restée dans l'oubli. *Hérophile* et *Héraclide*, de Tarente, ne trouvent ici leur place que pour des observations sur la mort de quelques personnes, qu'ils ont attribuée à l'extraction d'une dent (2).

---

(1) Voyage autour du monde, tome V, p. 128.

(2) *Voyez* mes réflexions à ce sujet dans un Opuscule sur les accidens de l'extraction des dents, page 77.

Le siècle d'*Auguste*, si remarquable par la galanterie, devait nécessairement se distinguer par les soins relatifs à la propreté et à la blancheur des dents. *Damocrate* les recommande, et donne la composition d'un dentifrice dans un ouvrage écrit en vers, appelé *livre de Pythicus*, du nom de celui dont il tenait les formules de remèdes destinés à la bouche. Ici se trouve un des premiers exemples, où, pour faire passer leurs austères préceptes, les médecins de l'antiquité empruntent le langage des Muses. Et quel autre paraît mieux convenir pour fixer l'attention sur une partie si chère à la beauté comme à la santé ? *Scribonius Largus*, qui vivait dans le même temps, a aussi transmis la composition de plusieurs dentifrices, parmi lesquels on distingue ceux dont se servaient *Octavie*, sœur d'*Auguste*, et *Messaline*. La corne de cerf brûlée, le charbon de plusieurs plantes, le sel, l'alun, et le verre réduit en poudre, formaient la base de ces dentifrices, et les aromates n'y étaient point oubliés; bien différens en cela du moyen employé par les habitans de la Celtibérie, aujourd'hui l'Espagne. Il consistait, au rapport de *Strabon* (1), à se laver tous les matins la bouche avec de l'urine.

C'est particulièrement à *Celse* qu'on est redevable des progrès de cette partie de l'art de

---

(1) *Quippe qui urinâ in cisternis inveteratâ laventur, eâque tum ipsi, cùm eorum uxores dentes tergant, quod Cantabros faure et eorum confines aiunt.* Geog., lib. III.

guérir ; la manière dont il en parle prouve son génie et son expérience : après avoir peint l'odontalgie comme le plus grand des tourmens, *Celse*, pour la dissiper, emprunte différens moyens tant de l'hygiène que de la thérapeutique; il retranche le vin et les alimens, prescrit les délayans et de suite les purgatifs; la vapeur de l'eau chaude, les lotions calmantes et légèrement astringentes, sont recommandées suivant les cas; enfin les doux épispastiques semblent mériter sa confiance.

D'après son avis, on devait s'abstenir d'extraire une dent cariée, sans y être contraint; il fallait principalement remédier à la douleur par des médicamens composés d'opium et de poivre, de pyrèthre ou de soufre. Ce célèbre médecin parle des moyens pour faire tomber les dents, moyens que la raison et l'expérience réprouvent comme inutiles ou dangereux, mais je pense qu'il y ajoutait peu de foi. L'extraction au contraire devient entre ses mains une opération nouvelle; pour la pratiquer avec sureté, il recommande une précaution préliminaire : c'est d'ébranler doucement la dent. Il a aussi fait la remarque que quelquefois dans cette exérèse la mâchoire inférieure se déplaçait, ou que les yeux en étaient affectés.

L'hémorragie est, pour *Celse*, un signe de fracture de l'alvéole ; il donne le précepte d'en extraire aussitôt les esquilles. Quand on l'a négligé, il décrit la conduite qu'il faut tenir, avec autant de clarté qu'elle est convenable et sûre. S'il reste quelques racines, elles doivent être ôtées sur-le-champ avec des pinces appelées *rizagra* chez les Grecs (1).

L'arrangement des dents avait fixé l'attention de ce médecin ; lorsqu'une dent de remplacement était sortie avant la chûte de la première, on arrachait celle-ci, et la pression du doigt sur l'autre, souvent répétée, suffisait pour lui faire prendre sa place. Après avoir enlevé tout ce qui noircit l'émail et diminue son poli, il voulait qu'on frottât les dents avec un mélange de fleurs de roses, de noix de Galles et de myrrhe : enfin il raffermissait les dents vacillantes en cautérisant les gencives malades ; ou lorsque la mobilité dépendait d'un coup ou d'une chûte, il employait les fils d'or ou de soie.

Plomber une dent cariée avant d'en faire l'extraction, est une précaution que le médecin de Rome indique (2) ; ce n'est donc point une

---

(1) *Voyez* ce que nous avons dit sur ce mot, dans le Bulletin des Sciences Médicales, octobre 1807.

(2) Quoique beaucoup d'auteurs distingués aient répété le précepte du médecin de Rome, on ne doit pas moins regarder cette précaution comme plus nuisible qu'utile, puisqu'en pressant le plomb dans une dent sensible, on la rend douloureuse, et que souvent même dans ce cas on ne peut toucher légèrement le creux de la dent formé par la carie, sans ajouter à l'intensité de la douleur qui nécessite l'extraction. Il faut le dire ici ; c'est une règle générale de ne plomber une dent que quand elle est sans douleur, et absolument insensible à toute pression.

opération nouvelle de remplir avec du plomb, de l'or, ou d'autres substances, les cavités formées par la carie : il en est de même de l'ancienneté de la lime, à en juger par le précepte de détruire les aspérités qui causent et entretiennent les ulcères de la langue : on s'étonnera donc que *Galien* prétende être l'inventeur de cet instrument, comme je l'ai déja dit, et encore davantage qu'*Aëtius* ait tenu le même langage; mais il est probable qu'ils sont des premiers qui se soient servis de la lime pour diminuer la longueur des dents. L'usage de les limer sur les parties latérales est très-ancien; on en trouve la preuve dans l'habitude et l'adresse qu'ont les nègres de l'Afrique, de les aiguiser de manière qu'à chaque mâchoire ils paraissent avoir six canines, les quatre incisives ayant été affilées aux deux angles avec tant d'habileté, qu'on pourrait s'y méprendre, et croire que leur structure naturelle n'a point été altérée. Le savant auteur des Recherches Philosophiques sur les Américains, qui rapporte ce fait (1), regarde cette opération comme une

(1) Tome I, page 248. D'autres nègres mutilent leurs dents incisives, en les sciant sur la longueur, de sorte qu'ils ont l'air d'en avoir le double. Je tiens ce fait d'un ancien capitaine de navire, qui a fait dix-sept fois le voyage à la côte de Guinée, et j'en ai acquis la certitude par le témoignage de plusieurs colons. On désigne les nègres de ces deux castes sous le nom de Mayongues et Matombes. Peut-être cependant douterait-on que l'usage de la lime leur fût connu, si les voyageurs ne nous avaient

mode. *Pichot* (1) et *Vigier* (2), dans leurs Traités sur le catarrhe, la considèrent au contraire comme une précaution de ces peuples pour se préserver des douleurs de dents, ce qui n'est pas probable. On doit plutôt présumer que cet arrangement factice concerne la mastication, par rapport aux alimens dont ils font usage.

Que les noms d'*Aphrodas*, d'*Antiphane*, de *Solon* le dentiste, et de *Criton*, soient au titre des compositions pour les dents, dont *Galien* a conservé les formules, il importe peu de les trouver dans l'histoire de notre art. Je ne dois cependant pas laisser dans l'oubli *Apollonius*; aux moyens connus contre les douleurs, il en a ajouté un qui consiste à introduire des médicamens dans le nez ou dans les oreilles. *Andromaque*, à qui la thériaque a tant donné de célébrité, est l'auteur de quelques remèdes contre l'odontalgie. Il ne pouvait prévoir les vertus que *Rondelet* (3) et

---

instruits que quoiqu'il y ait des peuples qui n'aient pas d'instrumens de métal, ils savent y suppléer avec des fragmens de pierre, des coquilles, des os de poisson, etc., dont ils se servent avec beaucoup d'adresse.

(1) *De rhumatismo, catarrho variisque à cerebro distillationibus.* Burdigalæ, 1577, p. 151.

(2) *Tractatus absolutissimus de catarrho, rhumatismo, vitiis dentium, etc.* Genevæ, 1620, p. 121.

(3) *Præstantissimum remedium est theriacâ dentes fricare.* Methodus curandi morbos, lib. I, c. 73.

Pauli (1), chez les modernes, reconnaîtraient dans son électuaire.

Les cure-dents ne sont point une invention nouvelle ; on apprend, par *Dioscoride*, qu'ils étaient de bois de lentisque ; et, au défaut de cette substauce, on les faisait de plume. Il paraît que du temps de cet auteur on employait les mouchetures aux gencives contre la douleur de dents. Quoique l'os d'un poisson fût l'instrument destiné à cette opération, on pensera plutôt que c'était l'effet de quelque erreur populaire. Elles n'étaient pas moins fréquentes dans ces temps qu'aujourd'hui : c'est à elles qu'il faut attribuer l'origine de ces moyens superstitieux proposés contre les douleurs de dents, qu'on retrouve par-tout, et dont *Dioscoride* nous offre un exemple, en attribuant à la plante nommée *lepidium*, la propriété de dissiper l'odontalgie lorsqu'on la porte en forme de collier.

Il n'est pas étonnant que ces moyens soient passés à la postérité ; l'ignorance et la crédulité en sont les protecteurs : mais que des médecins les aient consignés dans leurs écrits, c'est une preuve qu'ils négligeaient les principes de l'art. Telle est aussi l'opinion qu'il convient d'avoir de *Marcel*, médecin de Bordeaux, au quatrième siècle ; il propose contre le mal de dents un procédé assez singulier

---

(1) *De theriacâ cœlesti reformatâ liber singularis.* Francof., 1701, p. 140.

pour être rapporté : « Prenez, dit-il, la pre-
» mière sangsue que vous trouverez ; mettez-
» la dans votre bouche, retirez-la ensuite, et
» l'écrasez entre les doigts *medius* de la main
» droite et de la main gauche, et dites-lui :
» *Sangsue! de même que ce sang ne retour-*
» *nera pas dans la bouche, de même mes*
» *dents ne doivent plus être douloureuses*
» *toute l'année.* Il faut, ajoute *Marcel*, re-
» commencer la même chose tous les ans,
» pour se préserver de toute douleur de
» dents. »

Pline n'a point négligé de noter toute observation qui avait pour objet l'appareil dentaire ; il est le premier qui fasse mention des eaux dont l'usage est pernicieux aux dents ; il rapporte que les soldats de l'armée de *Germanicus César*, campée en Germanie, les perdirent toutes après avoir bu pendant deux ans de l'eau douce d'une fontaine. *Galien* a eu l'occasion d'observer la même chose à Suze, et les habitans de Senlisse, village près Chevreuse, en offrent une bien triste preuve (1). Cependant pour quelques cas aussi extraordinaires, il ne faut pas croire qu'il y ait autant d'eaux nuisibles aux dents, qu'on se l'imagine ordinairement (2). Il appartenait aussi à

---

(1) Histoire de l'Académie Royale des Sciences pour l'année 1712.

(2) *Voyez* ce que nous avons dit à ce sujet dans *le Dentiste de la Jeunesse*, page 92.

l'historien de la nature d'en remarquer les écarts dans une double rangée de dents, dans l'implantation d'une dent au palais, et dans la disposition de celles du fils de *Prusias*, qui étaient si unies entr'elles, qu'elles semblaient n'en faire qu'une : quoique des observateurs modernes parlent de la continuité parfaite de deux ou de plusieurs dents, on peut cependant aujourd'hui mettre en doute si des concrétions tartareuses, semblables à celles dont l'Académie de Chirurgie a eu des exemples (1), n'ont point donné lieu à une erreur dont *Pline* n'aurait été que le copiste.

Archigène doit partager les hommages que je rends aux anciens ; il a imaginé un petit trépan pour perforer les dents qu'une vive douleur affecte, et contre laquelle les médicamens sont insuffisans. Il dirigeait sans doute la pointe de son perforatif du côté de la carie : autrement la sensibilité d'une dent douloureuse, jointe à la dureté des substances dentaires, n'en aurait pas permis l'application ; mais dans tous les cas, aurait-il connu l'inflammation interne dont *Galien* paraît avoir distingué les traces dans la couleur livide de l'organe ? Le motif qui dirigeait *Archigène* dans son opération, ne laisse aucun doute à ce sujet.

---

1) L'Académie reçut, en 1791, une concrétion qui renfermait plusieurs dents ; elle avait été ôtée avec la gouge et le maillet, après une incision faite à la joue.

Un juste raisonnement sur l'extraction distingue si ce n'est *Soranus* d'Ephèse, au moins *Cœlius-Aurelianus* son traducteur ; il la considérait plutôt comme une privation de la partie, que comme sa guérison : on voit, par ses écrits, qu'il avait parlé de cette opération dans ses *Réponses médicinales*, dont la postérité a été privée ; mais on ne croira pas qu'elle eût son approbation, puisqu'il traitait les maladies des dents comme celles des autres parties qu'on ne guérit point, ainsi qu'il l'observe, en les séparant du corps. Attentif à la marche rapide ou lente de l'odontalgie, il en variait les moyens curatifs. Aussi le voit-on employer, suivant les circonstances, la diète ; le repos, l'exercice, les frictions, les saignées, les évacuans, les médicamens relâchans ou astringens ; il prescrivait quelquefois les mouchetures des gencives, et même les ventouses scarifiées dont on use en Egypte, au rapport de *Prosper Alpin* (1). Enfin, il n'entreprenait d'extraire les dents cariées ou branlantes que lorsqu'on ne pouvait les conserver.

Aux noms peu connus de *Casellius* et de *Timocrate*, auteur d'un dentifrice, en succède un très-célèbre dans l'art de guérir. *Galien* vécut dans le deuxième siècle ; les maladies des dents furent aussi l'objet de ses travaux : il en avait souffert, il pouvait en parler d'après

---

(1) *De Medicinâ Ægyptiorum*, loco cit.

son expérience personnelle. La distinction de la douleur qui vient de la dent, et de celle dont les gencives sont le siège, est due à ses observations; il la regardait comme l'effet d'une inflammation semblable à celle des parties charnues, et il comparait la carie aux ulcères de la peau, et aux caries des os dont la cause est interne. Ces analogies le dirigeaient dans le traitement : instruit sans doute que la carie sèche fait aussi peu de progrès, que l'humide en fait beaucoup, son avis était que pour la cure de celle-ci il fallait en dissiper l'humidité.

En parlant de la mobilité des dents, *Galien* rapporte qu'il en a vu de vacillantes par l'ulcération des gencives, s'élever au-dessus des autres, et qu'il a été obligé d'en diminuer l'excédent avec la lime. Il décrit le procédé de cette opération, et indique les précautions et le temps qu'il est nécessaire de prendre pour la pratiquer sans inconvénient.

Je ne releverais pas ici l'erreur de *Galien*, sur l'accroissement continuel des dents, si son opinion n'eût suggéré à *Bayle*, célèbre médecin de Toulouse, à la fin du dix-septième siècle, l'idée de limer celles qui sont longues et grêles, pour leur donner, par cette opération, la force et la grosseur, comme on les procure aux arbres, en en retranchant la cime. Il établit cette comparaison dans le cinquante-septième de ses problêmes de physique et de médecine.

Celui qui a si bien développé tous les avantages de l'appareil dentaire pour les diverses fonctions de l'économie animale, devait s'occuper des moyens de le conserver, en indiquant tout-à-la-fois ce qui pouvait lui être préjudiciable : aussi *Galien* prescrivait-il de se laver la bouche avec du vin après avoir mangé du lait où d'autres alimens gras et visqueux. Pour entretenir la propreté des dents, ses écrits contiennent des dentifrices variés et en assez grand nombre; et contre les douleurs on y trouve des remèdes à choisir. Quant aux substances médicamenteuses que *Galien* propose pour faire tomber les dents sans douleur, on est bien étonné qu'il y ait eu quelque confiance, et qu'il n'en ait pas plutôt reconnu l'inutilité ou les inconvéniens : si l'efficacité d'une de ces substances eût été confirmée par l'expérience constante, les autres seraient nécessairement tombées dans l'oubli qu'elles méritent, et celle-là seule eût eu le même avantage sur les instrumens auxquels on est obligé d'avoir recours.

La doctrine d'*Hippocrate* et de son commentateur, les écrits de *Celse*, avaient été trop répandus pour que leurs opinions ne devinssent pas autant de préceptes pour leurs successeurs : on en est convaincu par les vastes compilations d'*Oribase* et d'*Aëtius*, qui n'offrent rien de particulier sur les maladies des dents, quoiqu'elles y aient été traitées fort au long, et qu'il y ait une grande liste de remèdes odontalgiques et de dentifrices. On doit cependant remarquer que *Aëtius* est le premier qui fasse mention de la sympathie entre les dents et la matrice.

Adamantius, sophiste qui vivait avant *Oribase* et *Aëtius*, s'était aussi occupé des maladies des dents; les fragmens de ce qu'il avait écrit sur cette matière, ont été recueillis par ces compilateurs distingués. Il avait fait la distinction des causes de l'odontalgie, et par là il démontrait combien les remèdes doivent varier; il administrait intérieurement les médicamens aromatiques, dont l'usage contre cette affection ne paraît pas avoir été connu avant lui. Peut-être cependant on trouvera singulier que le même auteur parle du succès qu'il a retiré d'un mélange de neige et de miel rosat, qu'il faisait garder dans la bouche pendant quelques instans.

Il appartenait au génie de *Paul d'Egine* de tirer les procédés opératoires de l'art du dentiste, de l'espèce d'oubli où ses prédécesseurs l'avaient laissé depuis *Galien*. Guidé par les grands principes de la science, il ne se livre point à indiquer tous ces médicamens réputés capables de faire tomber les dents, l'extraction avec l'instrument lui paraît plus convenable; il ne craint pas même d'enlever avec le ciseau, la couronne de celles qui sont hors de rang, lorsqu'elles sont tellement adhérentes, qu'on n'en peut faire l'extraction. L'extrémité pointue d'une sonde et la rugine sont les instrumens avec lesquels il ôte par écailles le tartre qui se forme sur les dents : enfin la lime et les fils d'or ou de soie lui sont également familiers.

Quant aux soins que *Paul d'Egine* recommandait pour la propreté de la bouche, ils consistaient non-seulement à se servir de dentifrices, mais encore à éviter la corruption des parcelles d'alimens qui restent dans l'intervalle dentaire, en se nettoyant les dents après les repas : il prescrivait aussi de se laver la bouche aussitôt après le vomissement, et défendait expressément de mordre les corps qui sont trop durs, ou de manger tout ce qui produit de l'agacement.

Tel fut l'art du dentiste chez les anciens, jusqu'à la décadence de l'empire Romain, qui causa la chûte des beaux-arts et qui fit négliger les sciences les plus utiles : la médecine en général et ses diverses branches n'échappèrent nullement à ce torrent révolutionnaire ; cette partie de la chirurgie qui veille à la conservation des dents, presque abandonnée, resta long-temps dans cet état ; et l'on peut avancer que sa renaissance et sa perfection sont entièrement l'ouvrage des modernes ; je tâcherai de le prouver dans la suite de ces recherches ; ce sera l'objet d'un second mémoire.

FIN.

www.ingramcontent.com/pod-product-compliance
Ingram Content Group UK Ltd.
Pitfield, Milton Keynes, MK11 3LW, UK
UKHW021030220726
13924UKWH00001B/230